DIETA SIRT

Un manuale completo per raggiungere la perdita di peso
attraverso l'adozione di un regime alimentare nutriente
di 7 giorni

(Commence your Sirt diet regimen and relish a
delectable lifestyle)

Samuele Randazzo

TABELLA DEI CONTENUTI

Introduzione

La dieta si basa sulle sette proteine SIRT, usate dall'organismo umano per modulare l'infiammazione, il metabolismo e la durata della vita. Sirtfoods sono alimenti che contengono prodotti chimici vegetali naturali che possono incrementare la quantità di queste proteine nell'organismo umano.

La Dieta combina sirtfoods e caloric restriction, entrambi in grado di stimolare la produzione di sirtuine.

Il libro Sirtfood Diet contiene piani pasto e ricette, ma queste ultime non sono complete.

La Dieta Sirtfood favorisce la perdita di peso rapida, la preservazione della massa muscolare e la protezione contro le malattie croniche, secondo i suoi fondatori. Dopo aver completato il piano alimentare, si consiglia di continuare ad includere sirtfoods nella dieta abituale.

Alcuni alimenti nella SirtDiet sono salutari, ma non c'è ancora evidenza a lungo termine per dimostrare i benefici specifici per la salute di una dieta ricca di sirtfoods.

Sirtfood Diet riporta i risultati di uno studio pilota condotto con scrittori e partecipanti presso il loro centro di esercizio. Tuttavia, nessuno ha divulgato le conseguenze dello studio.

I partecipanti hanno seguito la dieta e si sono allenati ogni giorno per 1 settimana. I partecipanti hanno perso 3,2 kg e guadagnato tessuto muscolare alla fine della settimana. Tuttavia, tali risultati non sono sorprendenti. Il consumo di 1000 calorie e l'esercizio in genere si traduce in perdita di peso.

In una dieta ipocalorica ciò che avviene differisce dalla SirtFood.

Quando il corpo è senza energia, consuma il glicogeno immagazzinato, bruciando contemporaneamente muscoli e grasso. 3-4 atomi di acqua sono necessari per ogni molecola di glicogeno.

Lo scioglimento del glicogeno nel corpo comporta la conseguente eliminazione dell'acqua.

Nella prima settimana di restrizione calorica intensa, il 20% della perdita di peso è dovuta al grasso, mentre il restante 80% è dovuto alla perdita di acqua, glicogeno e muscoli. Quando le calorie crescono, il proprio corpo aumenta le proprie riserve di glicogeno e, inoltre, il peso ritorna come nuovo.

L'ipocalorica può far perdere qualche chilo inizialmente, ma questi probabilmente verranno ripresi alla fine della dieta.

La SiertDiet garantisce risultati duraturi e notevoli.

Cosa Sono I Sirtfoods

Sospendere le limitazioni vigenti e concedere spazio ad un nuovo metodo di nutrizione. Presento qui il concetto di Sirtfood, che rappresenta un approccio all'alimentazione che favorisce la salute e il benessere senza dover rinunciare alla propria identità e ai propri gusti personali.

Si tratta di una significativa innovazione nel campo della nutrizione. La dieta Sirt food diet, la cui fama ha già varcato i confini del regno inglese, si presenta come un regime alimentare altamente persuasivo, destinatoria di coloro che hanno mostrato resistenza ad altre forme di dieta. La questione non è limitare severamente l'apporto alimentare, bensì integrare nuovi elementi nella propria dieta.

Il principio è semplice: scommettere tutto sui "superalimenti", come mele, cipolle, tè verde... Al cioccolato fondente e al vino rosso.

Si tratta di attivatori naturali degli enzimi sirtuine presenti all'interno del nostro organismo e dotati essi stessi della capacità di stimolare la sensazione di "malessere della magrezza".

Aidan Goggins e Glen Matten si sono autoproclamati "fanatici della nutrizione" con l'approvazione di importanti atleti e top model britannici. Dopo un intervallo di due anni dal loro primo volume "The Health Delusion", il duo è ritornato per presentare la soluzione definitiva ai disordini del peso. La loro dieta è in grado di indurre una perdita di 3 chili in soli 7 giorni.

Questa dieta deriva dall'Inghilterra, più specificamente, dai lavori di due nutrizionisti, Aidan Goggins e Glen Matten. Il loro obiettivo?

Preferire una dieta salutare rispetto a perseguire la perdita di peso ad ogni costo è altamente consigliabile. Rispetto ad altre diete drastiche finalizzate esclusivamente alla riduzione del peso, la dieta Sirt Food mira invece a rafforzare il sistema immunitario eliminando i grassi. Inoltre, si propone che la dieta Sirtfood sia in grado di favorire una perdita di peso di 3 chilogrammi in un periodo di 7 giorni, priva di qualsiasi privazione.

Focalizzandosi sul Sirt Food come scelta alimentare primaria, la presente dieta ha l'obiettivo di ottimizzare le abitudini alimentari dell'individuo, mirando essenzialmente a riorganizzare l'assunzione di nutrienti per un miglioramento della gestione metabolica.

Tra i selezionati che dimostrano interesse esorbitante nei confronti del tema, vi sono una varietà di ortaggi e frutti quali mele, agrumi, fragole e cavoli, nonché spezie e condimenti come prezzemolo, cipolla rossa e capperi. In aggiunta, si riscontra anche l'utilizzo di bevande quali tè verde e vino rosso, prodotti alimentari come cioccolato fondente e soia e olio d'oliva.

Per coloro che possono avere una prospettiva scettica, è interessante notare che il Giappone e l'Italia, che sono noti per consumare una notevole quantità di tale cibo, sono tra le nazioni più longeve del mondo.

Permette l'assunzione di alimenti che sono solitamente vietati da molte altre diete a scopo dimagrante, quali ad esempio il cioccolato e il vino rosso. Secondo i suoi creatori, questo regime faciliterebbe una perdita di peso fino a 3 kg in un arco di 7 giorni senza richiedere all'individuo di sacrificare veramente le proprie preferenze culinarie. Vi presentiamo qui di seguito il menù caratteristico di questa dieta che ha suscitato l'apprezzamento di più di un individuo.

Durante il periodo iniziale di tre giorni del regime alimentare, è consigliabile adottare un consumo calorico limitato a 1000 calorie giornaliere, preferibilmente accompagnato dalla consumazione di tre succhi a base di alimenti ricchi di sirtuine. A partire dal quarto fino al settimo giorno, l'alimentazione consente di ridurre l'apporto calorico quotidiano a 1500 calorie mediante l'inclusione di cibi ad alto contenuto di sirtuine in grandi quantità nella preparazione dei pasti.

Essenzialmente, questo implica l'assunzione quotidiana di due frullati a base di sirtfood e due pasti contenenti una quantità significativa di sirtuine. In conclusione, dall'ottavo giorno in poi, diventa imperativo stabilire un regime alimentare quotidiano ben bilanciato, incorporando sirtfood nei propri pasti.

La dieta sirtfood si basa sul presupposto che il consumo di alimenti ricchi di sirtuine sia adeguato per la perdita di peso senza la necessità di limitare altri gruppi di alimenti. Le sirtuine rappresentano delle proteine endogene, le quali consentono di stimolare l'efficienza del metabolismo mediante l'incremento dell'ossidazione dei grassi e il rafforzamento della massa muscolare. Inoltre, essi possiedono una proprietà che contrasta l'invecchiamento.

Questi composti sono presenti in una serie di alimenti diffusi, che includono il vino rosso, il cioccolato fondente, le mele, la soia, i datteri, il grano saraceno, il prezzemolo, la rucola, gli spinaci, il sedano, i capperi, l'olio d'oliva, il tè verde, eccetera.

La dieta sirtfood è molto attraente in quanto offre un menu semplice e facile da preparare per la perdita di peso senza sopportare eccessivi disagi. Nonostante ciò, come ogni regime alimentare mirato alla perdita di peso, la presente dieta comporta degli importanti rischi, soprattutto se proseguita per un periodo superiore ai sette giorni iniziali.

La prova scientifica preminente che sostenne questa dieta fu emersa dalla scoperta che gli alimenti sirts sono inclusi nella dieta degli individui con la minore frequenza di malattie e obesità a livello globale, ad esempio i Kuna nativi americani e i Giapponesi di Okinawa.

Nonostante ciò, una considerevole quantità di perdita di peso deriva non tanto dall'assunzione di cibo, quanto piuttosto dalla significativa riduzione del valore energetico, soprattutto durante la fase iniziale. A seguito della limitazione alimentare e della dieta a base di succhi di frutta, si verifica un significativo abbassamento dei valori della scala, dovuto alla perdita di acqua e alla diminuzione della massa muscolare.

Inoltre, gli studi sono stati condotti su individui impegnati in alti livelli di attività fisica, un'attività che, di per sé, innesca i "geni magri" e aiuta nella promozione della longevità.

La dieta mediterranea tradizionale rappresenta un approccio dietetico ampiamente accettato per la gestione del peso e il miglioramento della salute, grazie alla sua combinazione di alimenti naturali tra cui l'olio di oliva extravergine e il vino rosso, nonché frutta, verdura e altri alimenti ricchi di vitamine e antiossidanti.

Risulta vantaggioso acquisire conoscenza sull'elenco degli alimenti sirts che sono in grado di attivare la sirtuina, poiché si tratta di alimenti salutari e nutrienti che, in virtù della loro elevata concentrazione di antiossidanti, possono promuovere la salute e accelerare il metabolismo di base.

Nonostante ciò, va sottolineato che la maggior parte della riduzione del tessuto adiposo deriverebbe dalla limitazione calorica adottata, la quale rappresenta il fattore primario per l'assottigliamento corporeo nella gran parte dei regimi alimentari.

La dieta Sirtfood vanta un assortimento nutriente di alimenti salutari. Inserire nella propria dieta alimenti ad alto contenuto di SIRT non costituisce un'opzione disdicevole.

La dieta Sirtfood è adatta a persone che possiedono perseveranza e disciplina, possiedono una predilezione per la nutrizione e possiedono conoscenze fondamentali in questo campo.

La Dieta Sirtfood non risulta opportuna per coloro i quali incontrano difficoltà nell'assumere un apporto calorico ridotto quotidianamente.

Numerosi consulenti divulgano informazioni sugli alimenti adatti per la dieta Sirtfood, nonché le relative combinazioni. Tali strumenti possono rivelarsi utili per una pianificazione più efficiente della preparazione del cibo quotidiano, ottimizzando così il processo culinario. La padronanza totale delle sirtuine, inclusi i loro impatti e le modalità di integrazione ottimale nella propria alimentazione abituale, incrementa la capacità di resistenza.

L'inclusione del rilassamento come componente vitale del proprio regime dietetico non può essere sopravvalutata. In circostanze di stress, viene secreto l'ormone cortisolo che, congiuntamente all'insulina, incrementa il tasso di glucosio nel sangue e provoca una sensazione di fame nei momenti di riposo del corpo.

Particolarmente in ragione della diminuzione dell'apporto calorico, si consiglia di minimizzare il più possibile le circostanze che generano stress nel quotidiano. Impegnarsi in piccole attività come fare una piacevole passeggiata all'aria aperta può fare miracoli nel ristabilire l'equilibrio.

La nozione centrale consiste nell'attestato dei vostri pasti, denominato "Certificazione Sirt". Offriamo piatti popolari, inclusi diversi classici duraturi, e ci sforziamo di mantenere il loro ottimo gusto attraverso sostituzioni strategiche e una facile incorporazione di Sirtfoods, introducendo al contempo una pletora di componenti salutari. Potrete constatare agevolmente il corretto modo di procedere durante la Fase 2.

Alcune illustrazioni pregevoli annoverano il nostro squisito frullato Sirtfood ideale per una colazione perfetta on-the-go in un contesto prettamente frenetico, nonché la rapida transizione dal classico grano al farro saraceno, che aggiunge armonia e slancio al piatto amatissimo della pasta, per renderlo ancora più delizioso e appagante. Intanto, piatti rinomati e dalle ricette consolidate, come il chili con carne e il curry, non richiedono ulteriori raffinamenti, poiché le proposte culinarie Sirtfood si concentrano su piatti tradizionali e autentici. Quali sono le fonti che sostengono che il fast food sia sinonimo di alimentazione poco salutare? Dopo averla autopreparata, uniamo con maestria le sfumature di gusto autentiche e vivaci della pizza, dissipando così ogni imbarazzo. Non è neanche necessario salutare l'eccezionale indulgenza, come dimostrato dalle nostre deliziose frittelle guarnite con frutti di bosco freschi e accompagnate da una prelibata salsa al cioccolato fondente. Questa colazione, che non assume alcuna connotazione di dessert, rappresenta una scelta perfetta per voi. Modifiche senza sforzo: continua a consumare cibi che piacciono al tuo palato mantenendo un peso sano e benessere. "E questo è Sirtfoods, la rivoluzione alimentare". (tono formale)

What Is Sirtuin?

La prima sirtuina identificata era SIR2, un elemento genetico.

La scoperta di z, fatta negli anni '70, ha generato la capacità di modulare il comportamento di accoppiamento dei moscerini della frutta. Non è stato fino agli anni '90 quando i ricercatori hanno portato alla luce proteine analoghe in quasi tutte le manifestazioni della vita. Ogni organismo esibisce un numero distintivo di sirtuine; per esempio, i batteri mostrano un'unità singolare mentre il lievito ritrae un quintetto. Indagini empiriche condotte su modelli murini indicano che il numero delle loro appendici è equivalente a quello della specie Homo sapiens, pari a sette.

L'apparente ubiquità delle sirtuine in varie specie suggerisce la loro conservazione con il progresso dell'evoluzione. Gli attributi soggetti a "razionamento" mostrano potenzialità universali in più o in tutti i taxa. Il modo in cui sarebbero nate le sirtuine sostanziali doveva ancora essere rivelato.

Nel 1991, Leonard Guarente, Elysium Fellow e studioso del MIT, insieme ai sostituti degli ex studenti Nick Austriaco e Brian Kennedy, ha guidato le attività di ricerca volte a migliorare la comprensione dell'invecchiamento del lievito. Per una coincidenza imprevista, Austriaco si sforzò di coltivare comunità di diversi ceppi di lievito recuperati dalla sua conservazione prolungata in una ghiacciaia, creando così un ambiente deleterio per i suddetti ceppi. Sebbene solo un sottoinsieme di questi ceppi abbia dimostrato un potenziale di crescita, Guarente e il suo team sono riusciti a identificare un modello particolare: i ceppi di lievito che mostrano il più alto livello di resistenza in ambienti più freddi tendono anche a mostrare una durata di vita più lunga. Ciò ha guidato gli sforzi di Guarente verso una singolare attenzione alla coltivazione e all'analisi di questi particolari ceppi di lievito caratterizzati da una notevole longevità.

Ciò ha portato all'identificazione di SIR2 come un tratto che ha contribuito a una maggiore longevità nel lievito. È imperativo sottolineare che sono necessarie ulteriori indagini per stabilire gli effetti di SIR2 sulla fisiologia umana.

Di conseguenza, i risultati del laboratorio indicano una significativa riduzione della durata della vita del lievito in seguito all'esaurimento di SIR2, mentre è stato osservato un notevole aumento della longevità del lievito in seguito all'aumento delle copie del gene SIR2 da una a due. Tuttavia, la causa o l'impulso dietro l'avvio di SIR2 rimane sfuggente.

È qui che i gruppi acetilici entrano in gioco in modo prominente. Nella concezione iniziale, è emersa l'idea che SIR2 potrebbe potenzialmente funzionare come una proteina deacetilante in cui rimuoverebbe efficacemente i raggruppamenti acetilici da altre molecole. Tuttavia, la veridicità di tale fenomeno è rimasta sconosciuta poiché tutti i tentativi di dimostrare questa attività utilizzando la sperimentazione di laboratorio hanno dato risultati negativi. Guarantee e il suo team possedevano l'alternativa per determinare che l'enzima SIR2 nel lievito poteva solo indurre la deacetilazione di proteine distinte in presenza del coenzima NAD, cioè la nicotinammide adenina dinucleotide.

Secondo Guarente, l'inattività di SIR2 è attribuibile all'assenza di NAD. That was the basic finding on the circular segment of sirtuin science."

Fatti interessanti sulle sirtuine:

I topi ingegnerizzati, che presentano livelli aumentati di SIRT-1, manifestano maggiore attività e magrezza rispetto alle loro controparti, mentre i topi carenti di SIRT-1 evidenziano una maggiore adiposità e una maggiore suscettibilità a diversi disordini metabolici. Inoltre, è interessante notare che gli individui obesi mostrano livelli significativamente più bassi di SIRT-1 rispetto agli individui fisicamente in forma, il che rende le sirtuine una componente interessante nella perdita di peso. Secondo i sostenitori della dieta sirtfood, incorporare gli alimenti Sirt ottimali nella propria dieta e adottare una modifica dietetica duratura può favorire un maggiore benessere in tutti gli individui senza compromettere la massa muscolare.

L'attività fisica e l'apporto calorico controllato costituiscono forme di stress che stimolano il nostro organismo ad acclimatarsi ad ambienti dinamici. Lo stress eccessivo può portare a lesioni o addirittura alla morte. Tuttavia, quando lo stress è moderato, il nostro corpo tende ad adattarsi ad esso. Questo stress moderato e di breve durata è essenziale per varie alterazioni fisiologiche.

Un esempio di ciò sarebbe fornire una tensione muscolare ottimale, che induce il corpo a migliorare la sua massa muscolare.

Allo stesso modo, i ricercatori della dieta sirtfood hanno scoperto che l'attivazione delle vie delle sirtuine si verifica durante periodi di stress fisiologico indotto dall'esercizio o da un ridotto apporto calorico. È stato dimostrato che il consumo di una dieta ricca di SIRT simula la risposta delle sirtuine a tali fattori di stress.

I Notevoli Benefici Della Dieta Sirtfood Sono Evidenti.

"La dieta Sirtfood e la perdita di peso" potrebbe essere riformulata in tono formale come: "Il rapporto tra la dieta Sirtfood e la riduzione del peso corporeo".
Qual è la correlazione tra la dieta Sirtfood e la riduzione del peso corporeo e quale ne è la ragione del successo? La perdita di notevoli quantità di peso nel breve periodo si verifica grazie alla sinergia tra la limitazione delle calorie inutili ed eccessive e l'elezione coerente di cibi di elevata qualità. Persistere con una dieta ben bilanciata e ricca di sirtuine oltre le fasi iniziali della gestione del peso si tradurrà in benefici a lungo termine, consentendoti di raggiungere e mantenere i tuoi obiettivi di peso per tutta la vita. Numerosi individui che scelgono di adottare il regime nutrizionale Sirtfood riscontrano ulteriori vantaggi per la loro salute, come l'aumento di vigore, il

potenziamento delle performance intellettuali e fisiche, la riduzione della stanchezza e della sintomatologia frequentemente associata a mancanze vitaminiche e minerali.

Potenziare la durata della vita e le qualità anti-invecchiamento.
Il notevole quantitativo di antiossidanti presenti nella maggioranza (se non in tutto) degli alimenti che inducono la produzione di sirtuine, preserva le cellule dall'azione dei radicali liberi che ne inficiano la salute. I radicali liberi sono responsabili dell'aumento del rischio di proliferazione e accelerazione delle cellule patologiche, le quali possono condurre all'insorgenza di patologie tumorali e altre affezioni correlate. L'attività proliferativa dei tessuti può essere inibita dagli antiossidanti, provocando un benefico incremento della qualità delle cellule bersaglio, con la conseguente elevazione del benessere generale e un rallentamento del processo di invecchiamento. Con il passare del

tempo, il tasso di rigenerazione cellulare diminuisce e la qualità delle cellule e dei tessuti del nostro corpo diventa sempre più critica per sostenere una buona salute e mitigare il processo di invecchiamento, oltre ai suoi effetti sul nostro benessere fisico generale.

Il potenziamento delle funzioni cognitive attraverso il funzionamento del cervello
La dieta Sirtfood presenta una notevole concentrazione di vitamine e minerali, i quali si mostrano estremamente efficaci per favorire il corretto funzionamento del cervello e il mantenimento della memoria. Calore, proteine e molecole antiossidanti costituiscono essenziali principi nutritivi imprescindibili per promuovere una sana funzionalità cognitiva, la quale a sua volta riduce il rischio di incorrere in disturbi neurologici o in deficit della memoria, quali l'Alzheimer, la demenza e il Parkinson. Assumendo una dieta ricca di sostanze nutritive, in particolare frutta e verdura fresca, sperimenterai un maggiore vigore mentale e fisico, con

conseguente miglioramento della concentrazione.

Potenziare la massa muscolare e rafforzare l'integrità e la consistenza scheletrica.
La sinergia tra un programma di attività fisica e una dieta Sirt permetterà di conseguire una maggiore densità ossea, un migliore tono muscolare e una maggiore massa muscolare magra. Con una dieta a basso contenuto calorico, acquisirai maggiore resilienza e resistenza. I nutrienti derivati da fonti vegetali possono essere prontamente assimilati e utilizzati dall'organismo, rendendoli così più efficienti e accessibili durante i regimi di allenamento fisico. La combinazione di attività mirate al dimagrimento e all'incremento della massa muscolare costituisce una base solida e tangibile per raggiungere risultati effettivi entro il primo mese.

La prevenzione del diabete di tipo 2
Tra le malattie legate all'alimentazione più diffuse, il diabete di tipo 2 è un

problema di salute significativo in quanto può causare danni a lungo termine al corpo e può essere debilitante. Tuttavia, è prevenibile attraverso una dieta equilibrata e un regime di esercizio fisico regolare. La Dieta Sirtfood esclude gli alimenti trasformati e limita in modo significativo l'apporto di zuccheri. Incorporare alimenti che generano sirtuine a basso indice glicemico come bacche, verdure a foglia verde scuro e soia, tra molte altre scelte, eviterà efficacemente i picchi di glucosio nel sangue e preverrà la probabilità di sviluppare il diabete di tipo 2 e le condizioni associate, inclusa l'obesità.

Miglioramento del sistema immunitario e altri benefici per la salute attraverso l'adozione della dieta Sirtfood.
Ogni vantaggio di aderire alla dieta Sirtfood, sia in termini di miglioramento della salute che di promozione della perdita di peso, comprende un aumento completo della capacità del corpo di combattere e proteggersi dalle malattie.

I succhi e i pasti Sirtfood si concentrano sugli alimenti che stimolano la produzione di sirtuine e regalano una ricca quantità di nutrienti al tuo organismo. Questi nutrienti potenziano la risposta immunitaria, aiutando ad affrontare efficacemente diverse patologie croniche, sia le più comuni, come il raffreddore e le infezioni virali, sia quelle che saranno accompagnate da presenza di infiammazione e altre problematiche disabilitanti, come l'artrite e le condizioni immunodepressive.

Sono biologici?
Il nostro obiettivo è di accompagnarvi in un mondo ideale in cui scegliete, ove possibile, prodotti biologici, in maniera pratica ed economica. Nonostante non esistano evidenze a sostegno di una distinzione nei livelli di vitamine e minerali essenziali tra prodotti biologici e non biologici, si pone la questione dei nutrienti che inducono l'attivazione delle sirtuine. È verosimile che i prodotti biologici presentino un apporto

maggiormente elevato di nutrienti di tipo sirtuinico. Facciamo notare che i polifenoli che attivano la sirtuina, presenti nei prodotti di origine vegetale, sono il risultato della risposta dell'organismo a fattori di stress ambientali. Se non si fa ricorso all'utilizzo massiccio di pesticidi, le colture biologiche devono affrontare una lotta molto più ardua per scoraggiare e prevenire l'insediamento di predatori nel loro ambiente. Ciò potrebbe verosimilmente provocare un incremento nei livelli di polifenoli, conferendo potenzialmente al prodotto Sirtfood organico una maggiore efficacia rispetto alla sua corrispettiva non organica. Sebbene si preferisca il cibo biologico, si possono comunque ottenere benefici significativi dalla Dieta Sirtfood anche se si scelgono prodotti non biologici. L'elemento verde che si trova sulla parte superiore costituisce semplicemente un ulteriore dettaglio di pregio.

RICETTE

Alcuni punti fondamentali inerenti a queste ricette sono i seguenti:
Le ricette riportano l'impiego di peperoncini di origine thailandese, comunemente noti con la denominazione di peperoncini a volo d'uccello. Questi peperoncini risultano notevolmente più piccanti rispetto al comune peperoncino, specialmente se non si è mai avuto modo di gustarli in passato. Qualora non siate soliti a consumare alimenti piccanti, sarebbe gradito il nostro suggerimento di iniziare con un tipo di peperoncino più delicato, come ad esempio il serrano, in modo da personalizzare l'esperienza culinaria al vostro gusto. Dopo un periodo di abituamento all'inclusione regolare del peperoncino nella vostra dieta, potrete eventualmente apprezzare e gradire maggiormente varietà di intensità più piccante, pertanto vi incoraggiamo a esplorare diverse opzioni con libertà.

Il miso è una prelibata pasta di soia fermentata, arricchita con condimenti a piacere e disponibile in diverse tonalità, solitamente tra cui il bianco, il giallo, il rosso e il marrone. Le paste di miso con nota gustativa più dolce presentano una tonalità cromatica più chiara, differenziandosi nettamente dalle varianti più scure, caratterizzate invece da un elevato tasso di salinità. Il tono marrone o rosso sarebbe idoneo per le nostre ricette, tuttavia ti preghiamo di sperimentare con i sapori per individuare la preferenza. Sembra che il miso rosso sia il più saporito tra le opzioni disponibili, pertanto si consiglia di utilizzarne una quantità inferiore in caso di preferenza per tale opzione. Il sapore e il sapore del Miso possono variare da marca a marca, quindi la soluzione ottimale è valutare la tipologia che si acquista e successivamente modificare quella che si utilizza. Ciò comporta alcuni tentativi ed errori, ma presto si raggiungeranno risultati ottimali.

Curcuma

La curcuma, denominata anche come "oro solido indiano", è una spezia di natura antiossidante che dispone di proprietà salutari di tipo depurativo e antitumorale. Effettivamente, si potrebbe affermare che essa sia rinomata in quanto il fegato ne produce la bile e la stessa favorisce la fluidità del sangue; inoltre, essa è in grado di contrastare l'azione dei radicali liberi che sono responsabili dei processi di deterioramento delle cellule del corpo umano.

Il componente attivo più significativo è la curcumina, che attiva anche il gene della magra con proprietà antitumorali in grado di inibire un enzima responsabile di vari tipi di cancro. Questo ha anche dimostrato di essere un eccellente analgesico utilizzato nel trattamento di infiammazioni, dolori articolari, artrite e artrosi.

Profilo Nutrizionale - Il Regime Alimentare

Come si è precedentemente menzionato nei capitoli precedenti, certi alimenti, adeguatamente stimolati, possono agevolare un metabolismo più celere delle calorie ingerite, promuovendo un rapido processo dimagrante senza sforzo.

Il profilo nutrizionale degli alimenti inseriti nella dieta Sirt attiene a un insieme di parametri che ne consentono la classificazione in base alla rispettiva composizione nutrizionale. Inoltre, i suddetti elementi contribuiscono in modo significativo alla salvaguardia del proprio stato di salute e alla prevenzione di malattie croniche legate alle abitudini alimentari che potrebbero potenzialmente comprometterlo. In genere, i profili nutrizionali fungono da guida per i consumatori nella selezione delle loro scelte alimentari preferite. Questi strumenti assistono gli individui nel processo decisionale mirato ad adottare scelte alimentari salutari, in quanto il profilo nutrizionale di un determinato alimento si configura quale appropriata raccomandazione per perseguire uno stile di vita alimentare cosciente e, in particolare, più salubre.

È possibile garantire l'incolumità a chi segue la dieta Sirt in termini di sicurezza sanitaria?

Certo che sì.

La caratteristica distinguente della dieta Sirt, che è stata ripetutamente sottolineata, consiste nell'inclusione di cibi Sirt nella dieta quotidiana, anziché nell'esclusione di qualsiasi alimento.

Secondo i nutrizionisti Goggins e Matten, si raccomanda di non superare le 1000 calorie per il profilo nutrizionale complessivo del piano alimentare. Ciò riguarda specificamente i primi giorni della dieta, durante i quali si possono consumare tre succhi verdi e un pasto solido. Successivamente, nei giorni successivi, l'apporto calorico può essere aumentato fino ad un massimo di 1500 calorie, pur consentendo il consumo di due pasti solidi invece di uno solo. Esamineremo degnamente le caratteristiche nutrizionali dei cosiddetti 'sirtfood' in maniera dettagliata.

Il primo alimento in grado di attivare le sirtuine è il peperoncino, di cui abbiamo già delineato le proprietà benefiche. Per raggiungere un'alimentazione sana ed equilibrata, esaminiamo ora l'aspetto prettamente nutrizionale del prodotto.

Per esempio, una porzione di 100 grammi di peperoncino contiene 282 calorie e complementariamente:

proteine 13,46 g

carboidrati 49,7 g

zuccheri 7,19 g

grassi 14,28 g

colesterolo 0 mg

Il contenuto di fibre alimentari è di 34,8 grammi.

sodio 1640 mg.

Un altro alimento Sirtfood del quale abbiamo discusso è il cioccolato fondente. Con riferimento a questo specifico alimento, si prevede di seguire il seguente piano d'azione:

La quantità di calorie presenti in 100 grammi di cioccolato fondente ammonta a 546 kcal. Il contenuto di carboidrati costituisce una significativa quota dell'alimento in questione, essenzialmente quantificabile come il 60% del peso in grammi. Per quanto riguarda il contenuto di grassi, esso ammonta al 30%, mentre per quanto riguarda le proteine, il prodotto fornisce solo un mero 5%. Immediatamente percepibile è il contenuto calorico del cioccolato, ma diversi studi hanno dimostrato che consumare quantità moderate di cioccolato può avere impatti positivi sia sulla salute che sulle abitudini alimentari.

L'elemento successivo nell'elenco dei cibi sirt è il tè verde, che, come discusso in precedenza, è venerato per le sue proprietà brucia grassi. Effettivamente, questo prodotto presenta solo 2 calorie considerando una porzione generosa di tè verde in tazza. Questo prodotto vanta un contenuto di grassi dello 0%, un contenuto di proteine dello 0% e un basso contenuto di carboidrati dello 0,47%.

. Il valore nutrizionale dell'infuso risulta essere quasi nullo e, in aggiunta, è rilevante notare che diversi studi hanno rilevato come il consumo di tre tazze di tè verde al giorno sia associato a un incremento massimo di circa 80 calorie bruciate nell'organismo.

Procediamo ora ad analizzare la composizione nutrizionale del levistico, comunemente conosciuto come sedano di montagna. Anche se questa pianta potrebbe non essere ancora ampiamente riconosciuta, abbiamo osservato i suoi eccezionali benefici per la salute. A causa della sua mancanza di familiarità tra gli individui, c'è stato un margine limitato per intraprendere ricerche approfondite su questo alimento, che continua a rimanere sottoesplorato. Di seguito sono riportati i valori nutrizionali del levistico per ogni 100g di prodotto.

Il prodotto è composto dal 2% di oli essenziali.

Il contenuto proteico ammonta a 18,54 grammi.

Il contenuto di fibre è di 4,45 grammi.

La quantità di magnesio presente è di 6,76 grammi.

Il contenuto di calcio di questa sostanza è quantificato in 104,1 milligrammi.

Il contenuto di potassio ammonta a 142 milligrammi.

Il contenuto di sodio ammonta a 3,9 milligrammi.

Un dosaggio di 0,25 milligrammi di composto ferroso.

Il dosaggio prescritto è di 0,14 milligrammi.

Il contenuto di manganese misura 0,65 milligrammi.

Zinco 4,12mg.

Approfondiamo, invece, quelli che sono i valori nutrizionali della bevanda italiana per eccellenza, il caffè, le cui proprietà sirt lo rendono anche un alimento dello specifico piano alimentare.

E' altamente raccomandato di non superare il consumo giornaliero di 300 mg di caffeina, corrispondenti a tre porzioni standard. Provvediamo alle istruzioni, tenendo in considerazione l'apporto di 100 grammi di caffè, i quali presentano un contenuto calorico di soli 9 calorie.

La bevanda contiene 212 milligrammi di caffeina.

Due decimi di grammo di grasso.

Una quantità di 1,7 grammi di carboidrati.

Due milligrammi di calcio.

115 di potassio

80 mg di magnesio.

La nostra successiva indagine nutrizionale mira ad approfondire le caratteristiche costituenti del vino rosso, che rappresenta un ulteriore aspetto cruciale della Dieta Sirt. Questa bevanda, che gode di particolare apprezzamento, ha una contenuto calorico di circa 75 kcal, distribuite nei seguenti modi:

"Il contenuto di carboidrati costituisce 0,85 Kcal (1,13%)".

alcool 74,15 Kcal (98,87%).

I valori di grassi e proteine sono assenti, registrando un tasso del 0%.

Un'altra opzione alimentare altamente nutriente e a basso contenuto calorico che può risultare benefica per il metabolismo sono le fragole. Il frutto in questione, che spicca per il suo sapore squisito, rappresenta un rimedio efficace per la salute di reni e cervello. Una quantità di 100 grammi di fragole contiene 27 chilocalorie. In particolare, si fa riferimento a:

Acqua 90,5 g

Carboidrati 5,3 g

Zuccheri 5,3 g

Proteine 0,9 g

Grassi 0,4 g

Colesterolo 0 g

Il contenuto di fibra alimentare ammonta a un totale di 1,6 grammi.

Sodio 2 mg

Potassio 160 mg

Ferro 0,8 mg

Calcio 35 mg

Fosforo 28mg

La quantità di vitamina B1 è di 0,2 milligrammi.

Il contenuto di vitamina B2 presente in questo prodotto è misurato in 0,04 milligrammi.

L'indennità giornaliera raccomandata di vitamina B3 è di 0,5 milligrammi.

Vitamina A tracce

Vitamina C 54 mg.

Procediamo ora con l'analisi dell'etichetta nutrizionale relativa alle noci. Questa sostanza nutritiva presenta un alto contenuto calorico ed è in grado di rilasciare un corrispondente quantitativo di energia; più precisamente, si stima che contenga circa 650-660 calorie per ogni 100 grammi. Per favore, trovi qui di seguito i dati relativi alla composizione nutrizionale di questo frutto:

Grassi 54 g

La quantità di acidi grassi saturi è di 9 grammi.

Quindici grammi di acidi grassi polinsaturi.

Questo prodotto contiene 28 grammi di acidi grassi monoinsaturi.

La quantità di acidi grassi trans presenti sono 0,1 grammi.

Colesterolo 0 mg

Sodio 273 mg

Potassio 632 mg

Carboidrati 21 g

Il contenuto di fibra alimentare è di 7 grammi.

Zucchero 4,2 g

Proteine 20 g

La misurazione della vitamina A è indicata come 3 unità internazionali (UI).

Il contenuto di vitamina C in questo prodotto ammonta a 0,5 milligrammi.

Il prodotto non contiene alcuna unità di vitamina D.

Il prodotto contiene 0,4 milligrammi di vitamina B6.

La quantità di vitamina B12 contenuta è pari a zero microgrammi.

Magnesio 229 mg

Calcio 117 mg

Ferro 2,6mg:

Provvediamo ora a esaminare la costituzione del sedano. Questa è una pianta con un basso contenuto calorico, pertanto risulta essere l'ideale per ridurre il peso corporeo con maggiore facilità. Il campione in analisi è costituito principalmente da acqua, rappresentando l'88% del totale. Inoltre, sono presenti il 2,2% di zuccheri, il 2,3% di proteine, l'1,6% di fibre e solo una percentuale esigua di grassi, pari allo 0,2%.

Un'altra varietà di alimenti Sirt a basso contenuto calorico, comunemente inclusa in molte diete, è rappresentata dal cavolo. Inoltre, è opportuno sottolineare che l'alimentazione ricca di questo elemento è in grado di instaurare un elevato senso di sazietà nell'organismo. I cavoli contengono ferro, calcio, fosforo, potassio e vitamine. Approfondiamo però i valori compositivi per 100 grammi, che in media apportano 30 Calorie: 0,3 grammi di lipidi e 2,5 grammi di proteine.

Come osservato in precedenza, il grano saraceno è anche riconosciuto come un acceleratore brucia grassi. La suddetta sostanza funge da abbondante fonte di minerali essenziali come fosforo, potassio, ferro, rame e magnesio; ed è particolarmente ricco di vitamine del gruppo B e di fibre alimentari. Nel presente prodotto, 100 grammi di peso rappresentano una quantità energetica effettiva di 343 calorie, con precisione:

Settantadue grammi di carboidrati.

Un quantitativo di 13 grammi di proteine.

3,4 g di grassi.

Un altro alimento che aiuta a bruciare i grassi sono i datteri, che sono un'ottima fonte di potassio, fosforo e minerali. Sono opportunamente etichettati come rimineralizzanti. Esploriamo in maniera approfondita le informazioni relative alle calorie e ai valori nutrizionali contenuti in 100 g di datteri:

Acqua 17,30g

Carboidrati 63,10g

Zuccheri solubili 63,10g

Proteine 2,70g

Grassi 0,60g

Fibra 8,70g

sodio 5mg

Potassio 750mg

Ferro 2,70 mg

Calcio 69mg

Fosforo 65mg

Vitamine A, B1, B2 e B3.

Un altro alimento che possiede un valore energetico significativamente basso sono i capperi. Privi di lipidi e contenenti quantità sparse di proteine, ma contemporaneamente ricche di fibre alimentari e carboidrati.

Dispone delle vitamine A, C e E, tuttavia la loro quantità non risulta particolarmente elevata.

Inoltre, presenta anche quantità significative di magnesio, ferro e rame.

Il sodio è un composto chimico abbondantemente presente nei cappelli, il quale può avere effetti nocivi sulla salute di coloro che soffrono di ipertensione. Si può osservare che in 20 grammi di capperi, la quantità di sodio contenuta è pari a quella presente in 150 litri di acqua oligominerale.

L'olio extravergine di oliva costituisce uno dei pilastri alimentari della dieta sirt e rappresenta altresì un elemento determinante di molte altre regimi alimentari sani ed equilibrati, per via delle sue proprietà nutritive.

Lei possiede proprietà che sono benefiche per il miglioramento complessivo del suo organismo.

Di seguito presentiamo le caratteristiche nutrizionali di 100 ml di olio che ammontano a 884 kcal. Tuttavia, va notato che il contenuto calorico di questo grasso vegetale non deve essere considerato allarmante, in quanto non porta ad un aumento del colesterolo nel sangue.

Durante il corso di una giornata, è necessario assumere una quantità di olio pari a 40 g, la quale rappresenta un apporto calorico limitato a soli 353 kcal.

Il contenuto proteico è assente, con un valore di 0 g registrato.

Il contenuto totale di carboidrati è zero grammi.

La quantità di zucchero presente nella data sostanza è pari a zero grammi.

Novantanove grammi di grassi.

Nonostante ciò, i lipidi contenuti nell'olio extravergine di oliva subiscono un metabolismo più celere rispetto ai lipidi di altre tipologie.

L'ultimo alimento consigliato nel programma SIRT è una spezia di curcuma, antiossidante, purificante e antitumorale.

Settimo Giorno

Oggi è l'ultimo giorno della prima fase. Oggi raccogli i frutti della disciplina che hai dovuto importi nei giorni scorsi.

Da domani, sarà possibile aggiungere molti ingredienti alla tua dieta, in modo da variare i piatti pur mantenendo validi tutti i principi della dieta sirt.

La scommessa, ora, è quella di avviare un percorso duraturo, all'insegna della salute e del benessere.

È giunto anche il momento di cominciare ad includere gli altri membri della famiglia o i tuoi ospiti in questa filosofia: potrai infatti cominciare a preparare piatti variegati e appetitosi che stuzzichino l'appetito di tutti, ma che includano il numero più ampio possibile di cibi sirt. Per questa ragione, ti proporremo a volte, nel corso dei prossimi capitoli, ricette non più per una sola porzione, ma due o quattro: così non avrai problemi a prepararle per più persone. Soprattutto, alla fine di questa settimana, avrai imparato a muoverti molto bene in una cucina "sirtizzata"; questo ti permetterà, se lo vorrai, di staccarti dalle ricette che ti suggeriamo noi e di "sirtizzare" le ricette che più ti piacciono e a cui tu e la tua famiglia siete più affezionati. A questo scopo, ti forniremo anche elenchi di cibi attivatori di sirtuine in aggiunta ai venti che ti abbiamo elencato all'inizio del libro.

7.1 Le Ricette Del Giorno

Ti presentiamo qui di seguito due ricette, la prima è adatta ad essere consumata durante il primo pasto solido della giornata, la seconda è più adatta per la sera.
La prima ricetta è vegana, la seconda adatta ad una dieta onnivora.

Insalata sirt all'americana

Ingredienti (per una porzione):

- 5g di levistico, in mancanza, 5 g di foglie di sedano
- 1 cucchiaio di olio extravergine di oliva

- 1 cucchiaio di aceto balsamico
- Il succo di mezzo limone
- Mezzo cucchiaino di senape
- 50g di rucola
- 35 g di radicchio

- 100 g di sedano
- 50 g di mela
- 50 g di noci
- 10 g di cipolla rossa
- 5 g di prezzemolo
- 1 cucchiaio di capperi

Preparazione:
Trita o taglia, a seconda dei casi, e poi mescola tra loro sedano, levistico, mela, noci, cipolla, capperi e prezzemolo.
Mescola quindi a parte l'olio, l'aceto, il succo di limone e la senape. Ottieni un'emulsione compatta sbattendo brevemente con una forchetta o una frusta.

Adagia la rucola su un piatto, aggiungi il resto degli ingredienti e poi cospargi tutto con la salsa.

Ed ecco la seconda ricetta del giorno.

Un'analisi Completa Degli Alimenti Sirt.

Sirt cibo

Il piano alimentare particolare sviluppato da Goggins e Matten presenta una serie di elementi culinari affascinanti che hanno portato alla creazione di una nuova strategia per la riduzione del peso corporeo. Tale strategia si concentra sull'inclusione di specifici alimenti, noti come Sirt food, che esercitano un diretto effetto attivatore sul metabolism, e conseguentemente favoriscono la perdita di peso. Molto si è parlato della funzione assunta dalle sirtuine all'interno della procedura di perdita di peso ideata dai nutrizionisti britannici e dell'individuazione di alcuni cibi ricchi di tali proteine, che devono essere necessariamente inclusi all'interno del programma alimentare Sirt. È giunto il momento di esaminare diligentemente i cibi Sirt. In particolare, occorre determinare il metodo più opportuno per il loro assunzione, al fine di ottimizzare l'introito proteico.

I componenti alimentari Sirt comprendono vino rosso, cioccolato fondente, noci, sedano, peperoncino, cavolo, grano saraceno, datteri, capperi, caffè, olio extravergine di oliva, tè verde, mirtilli rossi, prezzemolo, radicchio rosso, cipolla rossa, rucola, soia, fragole e curcuma. Questa è un'elenco di cibi abbondante e diversificato che permette di preparare molte ricette appetitose e deliziose. Tuttavia, prima di intraprendere la creazione di un menu settimanale, è imperativo acquisire una conoscenza completa di ciascun alimento Sirt e, soprattutto, comprendere le ragioni che li rendono adatti all'inserimento in questo regime alimentare unico.

Vino rosso

Tra i prodotti distintivi Sirt, il vino rosso occupa senza dubbio un posto di rilievo. Nell'ambito di una dieta dimagrante, il consumo di bevande alcoliche è raramente consigliato; tuttavia, il piano Sirt sfida le convenzioni e incorpora il buon vino nella lista dei cibi approvati. Per quale ragione il vino rosso viene riconosciuto come un alimento Sirt?

Il vino di colore rosso possiede una vasta quantità di sostanze capaci di attivare le sirtuine. I principi nutritivi presenti in questa bevanda alcolica sono costituiti dal resveratrolo e dal piceatannolo. Il primo di questi elementi è largamente noto per le sue proprietà fisiologiche e nutritive caratterizzate da notevoli effettti antiossidanti e antinfiammatori, mentre il secondo deriva dal resveratrolo e agisce efficacemente nella prevenzione della formazione di tessuto adiposo. Secondo vari studi, la miscela di entrambe le sostanze presenti nel vino rosso (in particolare il Pinot Nero), induce un duplice processo di riparazione cellulare e di accelerazione metabolica che impongono la Dieta Sirt, favorendo così la perdita di peso e allungando l'aspettativa di vita del soggetti coinvolti.

Cioccolato fondente

Un altro alimento saziante presente nella Dieta Sirt è l'amato cioccolato, che contiene epicatechina, una sostanza nutritiva che attiva le sirtuine. Affinché il cioccolato svolga la funzione richiesta dalla Dieta Sirt, è indispensabile che contenga almeno l'85% di cioccolato fondente e, soprattutto, non sia stato sottoposto a trattamenti che ne possano compromettere la qualità originaria.

In effetti, frequentemente il cacao puro viene combinato con determinati componenti che compromettono le sue proprietà, allo scopo di conferirgli una tonalità più intensa, riducendo al contempo la quantità degli attivatori dei geni dell'indole snella.

Considerato quanto enunciato, sarebbe opportuno optare per un tipo di cioccolato dal sapore intenso, la cui produzione preservi integralmente le proprietà nutrizionali dell'alimento, al fine di apportare i benefici ottimali al nostro organismo. Questa pratica consentirà di concedersi un piccolo premio, godendo di una prelibatezza culinaria in qualsiasi momento della giornata.

Notti

L'inclusione della frutta a guscio nei regimi dietetici ipocalorici è una pratica comune, nonostante la convinzione prevalente che sia ricca di grassi e calorie. Effettivamente, malgrado la suddetta affermazione sia veritiera, le noci costituiscono un'ottima fonte di acidi grassi essenziali benefici per il corpo umano, nonché una fonte di acido gallico.

La presenza di questo nutriente favorisce l'attivazione dei geni associati alla magrezza; pertanto, l'inserimento di noci in una dieta ipocalorica produrrà effetti positivi sull'organismo nel suo insieme. La funzione primaria di questo acido è quella di agire come efficace agente antiossidante ed emostatico. L'acido gallico è classificato nella categoria degli acidi fenolici e la sua nomenclatura è radicata nelle "galle" o escrescenze anomale che si manifestano su foglie o rami di diverse specie vegetali. Il sopracitato acido viene sintetizzato dalle piante al fine di contrastare la diffusione cellulare, tuttavia, oltre ad esser connesso con alcune varietà botaniche, esso è riscontrabile altresì nei corpi seminiferi e fruttiferi, nonché nelle nocciole. Le proprietà dell'acido gallico sono note da diversi secoli; anticamente, infatti, gli indiani lo utilizzavano per creare rimedi efficaci per varie malattie. Inoltre, c'è chi ancora oggi continua a credere che l'acido gallico sia un ottimo composto per la cura del cancro e del diabete.

Sedano

Il sedano, poiché contiene apigenina e luteolina, due sostanze che attivano i geni della magrezza, figura come alimento reperibile nella tipica selezione del menù della Dieta Sirt. Apigenina è rinomata per le sue proprietà antitumorali. Alcuni studi hanno dimostrato che l'assunzione di questa sostanza può inibire la proliferazione di cellule tumorali. Il ruolo svolto dall'apigenina consiste nel garantire buona salute alle cellule scongiurando la formazione di masse tumorali; ovviamente, tali ricerche sono state condotte solo al livello preclinico e per questo motivo non è stato possibile fornire prove certe di tali benefici. In ogni evenienza, può essere affermato che l'ingestione di alimenti contenenti la sopracitata sostanza risulta favorevole per il prolungamento dell'aspettativa di vita anche nei soggetti affetti da patologie neoplastiche.

La luteolina, un'altra sostanza contenuta nel sedano, è dotata anche lei di proprietà antitumorali di eccellente qualità. Pertanto, l'associazione della luteolina con l'apigenina genera una sorta di rimedio naturale estremamente potente, la cui finalità è quella di migliorare la qualità della vita. Per questo l'inserimento del sedano all'interno del piano Sirt è in grado di garantire ottimi risultati in termini di longevità e qualità della vita.

Peperoncino

Il peperoncino è un ingrediente presente in molte diete ipocaloriche e la maggior parte delle volte figura in esse poiché è in grado di dare un sapore più piccante e interessante alle varie preparazioni. Oltre a migliorare il sapore dei piatti, i peperoni possiedono luteolina e miricetina, due potenti nutrienti che contribuiscono al problema combinato della perdita di peso e della longevità. Il consumo del peperoncino, in ogni forma in cui esso sia introdotto nell'organismo, è in grado di attivare i geni coinvolti nel mantenimento della magrezza corporea, ponendosi pertanto come una prospettiva di grande rilevanza per raggiungere obiettivi significativi in questo ambito.

Eppure, può essere dedotto che tale condimento particolare svolga molteplici funzioni. Infatti, oltre ad accrescere la bontà e la gustosità dei cibi, esso riesce ad accelerare e migliorare il processo metabolico, scatenando l'attivazione dei geni Sirt che favoriscono il conseguimento degli obiettivi desiderati. Per essere più precisi, la presenza della miricetina contenuta nel peperoncino conferisce un'eccellente proprietà antiossidante in grado di ritardare il processo di invecchiamento delle cellule.

L'integrazione del peperoncino in una dieta salutare ed equilibrata produrrà unicamente effetti positivi sull'organismo, oltre ad offrire ai pazienti l'opportunità di apprezzare piatti dotati di una nota di sapore extra. Questo rappresenta una priorità fondamentale all'interno di un regime alimentare, in quanto tale approccio consente a chi deve seguire una dieta ipocalorica priva di condimenti eccessivi di compensare la mancanza di sapore attraverso l'aggiunta di una piccola quantità di peperoncino.

Cavolo

Tra le componenti imprescindibili di una dieta sana ed equilibrata, le verdure rimangono una categoria indispensabile. In riferimento a questo, la dieta Sirt pone particolare enfasi sull'incorporazione del cavolo e sulla sua applicazione attentamente studiata nei pasti. Nel presente contesto, i nutrienti che attivano le sirtuine includono il kaempferolo e la quercetina. Il cavolo costituisce una fonte abbondante di entrambe queste sostanze nutritive le quali svolgono un ruolo funzionale di grande importanza. Kaempferol esibisce un'azione antiossidante, rendendolo un perfetto rimedio naturale che possiede potenti proprietà rigenerative e terapeutiche. Questa sostanza viene prontamente assorbita dall'intestino tenue e successivamente metabolizzata in varie zone del corpo, apportando così rapidamente ottimi benefici all'organismo interno. Allo stesso modo, la quercetina è una sostanza che contribuisce positivamente all'avanzamento della longevità. Sulla base di questa premessa, si può sottolineare che la presenza di questa sostanza nutritiva unita al kaempferol fornisce una miscela funzionale notevole.

Inoltre, sulla base di diversi studi, il cavolo è considerato uno degli ortaggi più nutrienti al mondo, in quanto offre molteplici benefici. Oltre ad essere un potente agente antinfiammatorio, il cavolo possiede anche notevoli proprietà drenanti e disintossicanti, rafforzando contemporaneamente il sistema immunitario.

Grano saraceno

All'interno della dieta Sirt, il grano saraceno è incluso anche come caratteristico cereale senza glutine, perfetto per realizzare un'ampia gamma di ricette. Dal punto di vista nutrizionale le sue proprietà sono davvero degne di nota in quanto contiene rutina, uno specifico attivatore dei geni Sirt in grado di fornire un adeguato apporto calorico e nutrizionale. Questa sostanza si manifesta nella sua forma iniziale come un piccolo granello triangolare dalla tonalità scura, e subisce successivamente un processo di essiccazione attraverso cui acquista tutte le proprietà per cui è nota.

Il grano saraceno viene impiegato per la preparazione di pasta, pane e alimenti da forno, costituendo un ideale sostituto della tradizionale farina bianca. Tale utilizzo rappresenta un'opzione conveniente e salutare per coloro che desiderano adottare un'alimentazione sana ed equilibrata. Questo alimento viene frequentemente incorporato all'interno di regimi dietetici ipocalorici e svolge il ruolo di fonte di carboidrati all'interno dei pasti solidi raccomandati dal programma alimentare Sirt. Questa sostanza è altamente nutritiva, infatti è ricca di proteine e fibre, inoltre è contenuta in essa la rutina, la quale contribuisce alla regolazione del livello di permeabilità dei capillari sanguigni. La routine è anche colloquialmente chiamata vitamina P e sembra possedere la capacità di migliorare la capacità di contenimento dei vasi sanguigni e dei capillari.

Il piano nutrizionale Sirt raccomanda questo cibo, mettendo in evidenza la sua importanza dal punto di vista nutrizionale. L'inclusione del grano saraceno nella propria dieta permette di beneficiare di una salutare fonte di carboidrati necessari per sostenere il corpo. Durante l'adozione di una dieta finalizzata alla riduzione del peso corporeo, diventa imperativo includere nell'alimentazione pasti nutrienti e sostanziosi al fine di prevenire la comparsa della sensazione di fame connessa ad una restrizione calorica eccessiva. Datteri

I datteri rappresentano frutti di grande pregio e dal gusto squisito, che sono inclusi nel programma alimentare Sirt. Effettivamente, la presenza dei datteri tra gli alimenti del programma Sirt potrebbe apparire inusuale, considerando il loro contenuto di zuccheri notevolmente elevato. Nonostante ciò, contrariamente ad altri alimenti che contengono forme altamente raffinate di zucchero, i datteri ospitano polifenoli che attivano le sirtuine, pertanto questi frutti risultano ideali da integrare in un regime alimentare di questo tipo.

Incorporando i datteri in una dieta sana ed equilibrata, è possibile svolgere due funzioni contemporaneamente. Da un lato, i datteri apportano benefici all'organismo fungendo da alleati contro il diabete e i rischi cardiovascolari. D'altra parte, costituiscono una buona fonte di zuccheri, consentendo momenti di piacere in più.

L'unione sinergica degli agenti attivi acido gallico e acido caffeico determina l'attivazione dei geni Sirt, con conseguente promozione del processo di perdita di peso e del miglioramento del benessere generale. Il composto di acido caffeico, in particolare, possiede proprietà antinfiammatorie e antiossidanti che, unite alle altrettanto benefiche proprietà dell'acido gallico, attivano efficacemente il duplice processo Sirt.

Nonostante i benefici che i datteri sono in grado di fornire, un consumo eccessivo di questi frutti può portare alla formazione di adiposo invece di attivare i geni Sirt. Si consiglia, quindi, di consumarli in piccole quantità, magari a merenda oa colazione.

Capperi

Tra i cibi Sirt rientrano i capperi, boccioli di fiori di una pianta diffusa in tutta la regione mediterranea. I capperi rappresentano una fonte di nutrienti essenziali ed il loro sapore deciso costituisce un'ottima aggiunta per arricchire il gusto di svariate preparazioni culinarie.

I fattori attivanti dei geni Sirt sono costituiti da kaempferolo e quercetina, la cui combinazione consente un'azione metabolica più rapida e funzionale. Questi piccoli germogli possiedono una miriade di proprietà salutari e nessun effetto negativo, fornendo allo stesso tempo un apporto calorico significativamente basso. Innanzitutto, si consideri che gli stessi sono riconosciuti come potenti antiossidanti in grado di ridurre i livelli di colesterolo nel sangue e di esercitare un'azione antinfiammatoria di notevole efficacia.

Sulla base di diversi studi condotti su questi piccoli germogli, è stato rivelato che la presenza di quercetina all'interno di questo alimento esercita una notevole azione condroprotettiva sulle articolazioni. Ciò è dovuto al fatto che tale sostanza stimola la produzione di cartilagine, contrastando i processi infiammatori. Inoltre, il fatto che i capperi siano costituiti principalmente da acqua li rende diuretici e favorevoli all'inserimento in un regime alimentare ipocalorico.

Il cappero è versatile in cucina e può essere impiegato in molteplici modi per dare un tocco unico di sapore a diverse preparazioni gastronomiche. Pertanto, questi gemme sono spesso apprezzati come eccellenti alleati delle diete, in quanto possono arricchire piatti anche molto semplici con un gusto intenso.

Caffè

Uno degli alimenti Sirt più ampiamente diffusi e consumati è senza dubbio il caffè, noto per le sue molteplici proprietà benefiche oltre che per il suo caratteristico aroma.

Il caffè, infatti, è ricco di una varietà di sostanze altamente benefiche per l'organismo, ognuna delle quali esercita i propri effetti vantaggiosi.

I principi attivi che attivano i geni Sirt comprendono l'acido caffeico e l'acido clorogenico, i quali agiscono sinergicamente producendo un effetto di perdita di peso ed energizzante. Con riferimento a numerosi studi, si è evidenziato che l'assunzione regolare di questa bevanda può comportare una significativa riduzione del rischio di patologie neurodegenerative e di neoplasie. "L'acido caffeico possiede notevoli proprietà antiossidanti e antinfiammatorie, mentre l'acido clorogenico ha effetti sui livelli glicemici, abbassandoli se sono superiori alla norma". (Riformulato) "L'acido caffeico e l'acido clorogenico possiedono rispettivamente significative proprietà antinfiammatorie, antiossidanti e regolatrici della glicemia". (In tono più formale con un linguaggio conciso)

Per lo più, si potrebbe affermare che la caffeina ha dei vantaggi per la riduzione del peso corporeo poiché possiede un effetto lipolitico notevole; tuttavia, tale effetto può manifestarsi soltanto se la caffeina viene assunta in appositi dosaggi all'interno di una dieta bilanciata e limitata in termini calorici, come quella sviluppata da Goggins e Matten. In sintesi, la Dieta Sirt include il caffè nella sua lista di alimenti consigliati, il quale rappresenta un prodotto comune nelle cucine italiane. Se consumato con attenzione, tale prodotto può apportare numerosi vantaggi al benessere del nostro organismo.

Olio extravergine d'oliva

Fin dall'antichità all'olio di oliva sono state associate diverse proprietà benefiche, anche per la sua facilità di digestione data dalla presenza di acidi biliari che stimolano la contrazione della cistifellea, inducendo il processo digestivo.

Si consiglia vivamente l'utilizzo di olio extravergine di oliva nell'ambito di una dieta ipocalorica come quella del metodo Sirt, poiché esso può contribuire efficacemente alla riduzione del colesterolo, costituire un concentrato ideale di antiossidanti e possedere proprietà benefiche per la salute ossea. Data la sua elevata concentrazione di acidi grassi monoinsaturi, il presente prodotto può essere considerato un condimento di primo ordine per soggetti affetti da ipercolesterolemia, in quanto si rivela efficace nell'affrontare i livelli di LDL (low-density lipoprotein), comunemente noto come colesterolo "cattivo". Inoltre l'olio extravergine, ricco di vitamine, salvaguarda la salute delle ossa e previene l'osteoporosi. Inoltre, per la presenza di molteplici fenoli, è ritenuto un ottimo coadiuvante nel contrastare l'invecchiamento cellulare.

Qual è la ragione alla base dell'inclusione di questo prodotto di origine mediterranea all'interno della Dieta Sirt? La risposta a questa domanda si trova nella composizione dell'olio extravergine di oliva, in quanto contiene due sostanze nutritive primarie: l'oleuropeina e l'idrossitirosolo, la cui combinazione favorisce l'attivazione dei geni associati alla magrezza. L'oleuropeina funge da sostanza protettiva e antiossidante, oltre che antinfiammatoria, simile all'idrossitirosolo, che fornisce anche un sapore pungente all'olio d'oliva.

L'olio extravergine di oliva, opportunamente dosato, impiegato come condimento nei pasti della Dieta Sirt, dona gusto e ricchezza a tutte le preparazioni, esaltandone il gusto. Contrariamente ai dogmi di molti regimi dietetici, il piano alimentare sviluppato da Goggins e Matten sottolinea l'importanza di incorporare fonti di grassi buoni, in quanto non solo conferiscono benefici all'organismo ma esaltano anche i sapori dei piatti, promuovendo così il desiderio di mangiare sano ed equilibrato.

Tè Verde Matcha

Se si intende inserire una bevanda rinfrescante e saporita nel proprio regime alimentare, i nutrizionisti britannici suggeriscono il tè verde matcha, che sembra essere dotato di una serie di proprietà ed effetti benefici sull'organismo. La sostanza attivante dei geni Sirt è identificata dalla sigla EGCG, che rappresenta l'epigallocatechina gallato, un potente antiossidante che protegge le cellule dai radicali liberi e dall'invecchiamento.

Il tè verde matcha presenta variazioni rispetto al tè verde tradizionale in quanto è coltivato in zone caratterizzate dalla prevalente presenza di ombra e viene commercializzato in forma di polvere cruda, invece che sotto forma di foglie. Questa polvere viene sciolta in acqua per l'ingestione e funge da valida alternativa alle tisane comunemente viste. La polverizzazione del tè matcha favorisce l'assimilazione delle sue proprietà intrinseche, rendendo più agevole l'attivazione delle sirtuine.

Nel contesto della Dieta Sirt, si raccomanda di includere questa bevanda all'interno della colazione o degli spuntini, e la si può gustare sia in versione fredda che calda, a seconda delle preferenze individuali del paziente. In ogni evenienza, i suddetti vantaggi risultano alquanto favorevoli, soprattutto con riferimento all'aumento del metabolic rate, alla prevenzione dell'invecchiamento cellulare, alla potenziazione delle difese immunitarie, nonché alla promozione di un processo drenante e disintossicante. Per tutti questi motivi, il tè matcha è considerato una delle bevande più popolari e consigliate per la perdita di peso. Inoltre, è facilmente digeribile, possiede un gusto gradevole e, come le tisane, aiuta ad alleviare la costante sensazione di fame che spesso affligge le persone a dieta che faticano ad aderire a un regime alimentare rigoroso e restrittivo.

Levistico

L'erba levisticum, o sedano di montagna, è riconosciuta per le sue proprietà diuretiche e depurative. Questo alimento si armonizza ottimamente con diverse tecniche culinarie e produce effetti salutari, tra cui il drenaggio e la disintossicazione dell'organismo. Il componente nutrizionale attivo incorporato è la quercetina, che attiva i geni Sirt legati alla perdita di peso, accelerando così il metabolismo e influenzando la qualità e la longevità della vita. Il sapore di questo alimento richiama il caratteristico aroma del prezzemolo e del sedano di uso comune, ma apporta un tocco di sapore distintivo alla preparazione in cui viene impiegato.

In epoche antecedenti, vi era l'opinione diffusa che tale vegetale possedesse proprietà che avrebbero stimolato l'appetito sessuale. Pur tuttavia, le teorie correnti hanno smentito tali credenze, eppure il levistico si riflette ineluttabilmente come alimento in grado di recare molteplici benefici all'intero sistema corporeo.

Il comprovato potenziale diuretico di questo alimento Sirt è evidenziato, in particolare, dall'utilizzo delle sue radici, ricche di vitamina C, ai fini della diuresi e della disintossicazione. Inoltre, il Lovage è un rimedio naturale perfetto per combattere la tanto temuta ritenzione idrica grazie ai suoi notevoli effetti drenanti e depurativi, davvero degni di nota.

Prezzemolo

In modo simile al levistico, anche il prezzemolo è incluso nell'elenco delle piante consentite dalla Dieta Sirt. La presente preparazione culinaria presenta contenuti rilevanti di apigenina e miricetina, elementi nutritivi che promuovono l'attivazione dei geni Sirt. L'apigenina è comunemente conosciuta per le sue proprietà antitumorali e antinfiammatorie, mentre la miricetina svolge un'azione antiossidante e, secondo le fonti scientifiche consultate, un'assunzione costante di tale sostanza risulta connessa ad una notevole riduzione delle probabilità di sviluppo di tumori prostatici. La quantità di apigenina contenuta nel prezzemolo è notevole, tanto da essere raro trovare altri alimenti con una concentrazione di tale sostanza altrettanto elevata.

La pianta prezzemolo può essere considerata come una pianta aromatica di grande utilità all'interno di un orto domestico poiché si dimostra essere una valida varietà di Sirt food e una fonte di notevole diuretico. Offre una ricchezza di proprietà antiossidanti ed è in grado di controllare efficacemente i livelli di glicemia. Inoltre, il prezzemolo è in grado di conferire un sapore più raffinato e caratteristico alla maggior parte delle preparazioni che possono essere realizzate nell'ambito della Dieta Sirt.

Cicoria rossa

Procedendo con l'esame dell'elenco degli alimenti Sirt, si può individuare la cicoria rossa, comunemente nota come radicchio, caratterizzata da un sapore aspro e pungente che si rivela particolarmente apprezzabile sia in preparazioni di insalate che di secondi piatti.

"La presenza di luteolina al suo interno favorisce l'attivazione dei geni Sirt, consentendo l'attivazione del metabolismo e la conseguente azione dimagrante". (In un tono più formale, suggerirei di evitare l'uso di contrazioni come "l'attivazione" e di usare invece "la attivazione.") Secondo le linee guida dietetiche del piano Sirt, si raccomanda di consumare il radicchio accompagnato da una leggera spruzzata di olio extravergine di oliva per godere appieno del suo sapore e per beneficiare delle sue proprietà nutritive. Il radicchio vanta un importante apporto vitaminico, tra cui notevoli livelli di potassio, magnesio, zinco e calcio, che lo rendono un valido aiuto per chi ha difficoltà digestive. In effetti, la cicoria rossa svolge un'eccellente funzione purificatrice che consente ai praticanti del programma Sirt di risolvere adeguatamente i disturbi associati alla stitichezza.

La tonalità vivace di questo ortaggio non solo lo rende un'invitante fonte di nutrimento, ma lo contraddistingue anche per le stupefacenti proprietà antiossidanti che possiede; connotato dal contenuto di antociani, il radicchio rosso rappresenta inoltre un'importante risorsa per la prevenzione dei disturbi cardiovascolari, così come contiene una notevole quantità di triptofano, utile per contrastare eventuali problemi di insonnia. In conclusione, questo vegetale risulta essere un alimento straordinario e merita pienamente di essere incluso nella lista dei Sirt food.

Cipolla rossa

Pur condividendo lo stesso colore del radicchio, la cipolla rossa si distingue per il suo sapore deciso. Si tratta di un alimento Sirt dalle notevoli proprietà in grado di rendere ogni piatto gustoso e unico. La varietà di cipolle di colore rosso detiene il livello più alto di quercetina, e se consumata a crudo, può apportare maggiori vantaggi per il benessere del corpo. Ciò è dovuto al fatto che, in tal modo, l'alimento mantiene intatte tutte le sue componenti nutritive, preservando il sapore e le proprietà salutari della radice.

Le cipolle di colore rosso presentano un sapore dolce e aromatico e sono dotate di proprietà intrinseche che possono ridurre i livelli di colesterolo. Inoltre, tali alimenti sono noti per le loro proprietà antinfluenzali, antiemorragiche e tonificanti per le vene. Inoltre, va notato che le cipolle rosse possiedono proprietà diuretiche e depurative, favorendo l'eliminazione dell'acqua e contribuendo così a ridurre l'effetto indesiderato della pelle a buccia d'arancia causato da ritenzione idrica e cellulite.

Una ulteriore ragione per cui la cipolla rossa viene annoverata tra i Sirt food consiste nel suo carattere leggero, dovuto al bassissimo apporto calorico, rendendola pertanto un alimento ideale per l'inclusione in diete ipocaloriche.

Rucola

La lista degli alimenti Sirt non è esaurita, in quanto la rucola è anch'essa meritevole di considerazione; benché questa verdura possa apparire insignificante e insipida a molti, se accoppiata con gli opportuni commestibili può conferire un valore aggiunto a diverse preparazioni.

Questo può essere differenziato tra rucola selvatica e rucola da insalata e, in entrambi i casi, si possono osservare i benefici per la salute che è in grado di fornire all'organismo. La rucola comprende nella sua composizione quercetina e kaempferol, due sostanze che consentono l'attivazione dei geni Sirt. Nello specifico, il primo esercita un effetto dietetico, mentre il secondo svolge un intrigante ruolo nella difesa dai radicali liberi.

La rucola è abbondante in acqua, il che la rende un'aggiunta popolare ai menu delle diete ipocaloriche più ortodosse. Per lo stesso motivo è inserito nella lista degli alimenti Sirt, per la sua notevole concentrazione di ferro, calcio e vitamine. In aggiunta, essa presenta una ridotta presenza calorica, ciò la rende particolarmente gettonata come contorno a fonti proteiche di origine animale.

SOIA

L'inserimento della soia nei menù Sirt è attribuito alle sue interessanti proprietà nutritive, in particolare alla presenza di daidzeina e genisteina, due composti attivi che potenziano i processi metabolici e stimolano la perdita di peso. In particolare, il miso, un derivato dei semi di soia fermentati, ha promettenti benefici per la salute oltre a conferire un sapore distinto a vari piatti.

Il consumo di soia risulta benefico per la regolazione delle funzioni digestive e epatiche in virtù delle fibra e lecitine ivi presenti. Inoltre, questo alimento aiuta a mitigare i sintomi associati alla menopausa e al ciclo mestruale. Inoltre, va sottolineato che tale prodotto vanta un insieme di proprietà, che lo rendono raccomandabile in un regime alimentare salutare ed equilibrato. Nello specifico, va evidenziato che esso preserva la salute delle ossa e agisce come agente preventivo contro i tumori. Conformemente ad alcune ricerche, il composto chimico della genisteina, che si manifesta nella soia, risulta essere un eccellente agente antitumorale che contrasta la formazione di cellule maligne. A tale riguardo, si suggerisce di includere la soia quale alimento costituente di una dieta salutare e bilanciata.

Fragole

Se desideri uno spuntino fresco o una colazione, la Dieta Sirt offre la possibilità di gustare le fragole. Con la loro bassissima quantità di zuccheri, queste ultime sono sempre più frequentemente integrate in regimi alimentari ipocalorici.

Se le fragole sono abbinate a fonti di carboidrati, contribuiranno a diminuire la richiesta di insulina favorendo il lento rilascio di energia durante il metabolismo alimentare. Questo dolce e delizioso frutto estivo contiene al suo interno fisetina, una sostanza nutritiva utile durante il processo di attivazione dei geni Sirt; la fisetina svolge inoltre un ruolo di difesa antitumorale e, secondo una recente ricerca, questa stessa sostanza riduce anche i sintomi del diabete e svolge una funzione antinfiammatoria.

La fragola costituisce un frutto dalle molteplici proprietà benefiche per la salute, come evidenziato da uno studio condotto dall'USDA, il quale ha dimostrato che si posiziona tra i primi alimenti in grado di preservare la giovinezza. All'interno di esso sono presenti eccellenti fonti di vitamine, ferro, magnesio e calcio che svolgono un'importante azione antiossidante; pertanto, tale frutto è ampiamente considerato da molti come un autentico elisir della giovinezza.

Inoltre, è noto che le fragole possiedono proprietà diuretiche in virtù delle quali sono in grado di ridurre l'edema addominale, favorendo una perdita di peso efficace. Per tutti questi motivi, questo dolce e delizioso frutto è consigliato nella lista degli alimenti Sirt.

Curcuma

Il principio nutritivo responsabile dell'attivazione dei geni Sirt all'interno della curcuma è la curcumina, sostanza nota per le sue proprietà antiossidanti in grado di contrastare l'azione dei radicali liberi e prevenire l'invecchiamento cellulare. Inoltre, la curcumina è riconosciuta per le sue proprietà anticancerogene, antinfiammatorie e analgesiche. In particolare, diversi studi condotti presso l'Università della California hanno mostrato che la curcuma rappresenta un potente agente in grado di inibire l'attività dell'enzima promotore del cancro.

Il repertorio dei cibi Sirt presenta molteplici spunti alimentari di interesse, fornendo in pari tempo conoscenze relative alle proprietà di specifici alimenti, specialmente riguardanti una vasta gamma di effetti salutari sul corpo umano. Questa spezia, dotata di un sapore distinto ed etnico, ha la capacità di rendere ogni piatto davvero eccezionale nel suo genere, permettendo così la creazione di deliziose esperienze culinarie. Attraverso l'aggiunta di curcuma alle preparazioni Sirt, è plausibile infondere sapore e colore anche ai piatti più semplici. È per questo motivo che l'assunzione di questo cosiddetto "oro indiano" è fortemente consigliata dai nutrizionisti Goggins e Matten.

Frullato Di Prezzemolo, Ananas E Banana.

Ingredienti:

- 2 tazze di ananas fresco tritato a pezzi
- 4 cucchiaini di farina di semi di lino o semi di chia
- 2 banane a fette
- 1 tazza di prezzemolo fresco

Istruzioni:

Unire le banane, il prezzemolo, l'ananas e la farina di semi di lino in un frullatore e frullare.

Incorporare acqua o ghiaccio e frullare fino a ottenere una miscela uniforme e ben amalgamata.

Porgere la bevanda equamente in due coppette e servire prontamente. Si sconsiglia di conservare a lungo il frullato in quanto vi è il rischio che possa amareggiarsi.

Involtini Di Avocado

I rotoli di avocado servono come encomiabile sostituto degli snack convenzionali e si allineano con il regime alimentare a basso contenuto di carboidrati.

La loro preparazione, come per tutti i piatti precedentemente illustrati, risulta essere agevole e richiede soltanto l'utilizzo di alcuni ingredienti, meglio se di elevata qualità e biologici.

Utilizzando questa preparazione, potrete assaporare una prelibata e vigorosa pietanza, che combina l'avvolgente delicatezza dell'avocado con la perfetta croccantezza della pancetta, un abbinamento che saprà certamente deliziarvi il gusto e che vi lascerà a desiderare ulteriore degustazioni.

La ricetta che segue fornisce misure indicative e serve esclusivamente a scopo informativo, poiché la dieta chetogenica è soggettiva e adattata alle esigenze individuali. La dichiarazione deve essere redatta da un medico o da un professionista specializzato nel settore dell'alimentazione. Gli individui possiedono storie cliniche uniche e hanno esigenze caloriche giornaliere variabili. Di conseguenza, le diete autoprescritte provenienti da materiale online o stampato possono rivelarsi deleterie anziché vantaggiose, in grado di causare problemi potenzialmente gravi.

Se intendi davvero seguire un regime di salute che ti permetta di raggiungere i tuoi obiettivi con l'aiuto di una dieta chetogenica, il primo passo da compiere è consultare un medico, come un dietologo o un nutrizionista, che valuterà il tuo fabbisogno calorico e formulare una dieta chetogenica personalizzata sulla base di esami specialistici e opportune analisi.

Ingredienti:

- 4-5 fette di pancetta;

- 30 g di zucchero di canna;

- 1 avocado;

- ½ cucchiaino di peperoncino in polvere;

Preparazione:

Si prenda l'avocado, successivamente, dopo averlo privato del suo involucro esterno, si proceda a dividerlo in due parti, rimuovendo con cura il nocciolo, per poi procedere con la sua affettatura.
In una ciotola, porre il dado di zucchero di canna e il peperoncino, miscelarli accuratamente, successivamente tagliare le fette della pancetta, creando tre o quattro strisce, per poi utilizzarle come involucro per le fette di avocado.

Cospargete una teglia con carta da forno, quindi avvolgete la pancetta intorno alle fette di avocado. Successivamente, immergetele nella miscela di zucchero e peperoncino in una ciotola e adagiare sul letto di carta da forno sulla teglia.

Successivamente, disponete le fettine di avocado condite con zucchero e peperoncino sulla teglia e cuocete in forno per circa 15 minuti a una temperatura di 200 gradi.

Dopo trascorso questo lasso di tempo, estraete la teglia dal forno e disponete con garbo gli involtini sulla superficie di servizio al fine di assaporare un delizioso snack dal carattere brioso e conforme alla dieta chetogenica.

Macedonia Di Frutta

Ingredienti:

- N. 8 chicchi di uva rossa;
- N. 10 mirtilli;
- N. 1 cucchiaino di miele;
- N. 1 tazza di tè verde appena fatto (preferibilmente matcha);
- N. 1 arancia;
- ½ mela;

Preparazione:

Inizia facendo bollire una piccola quantità di acqua in una casseruola e portandola a ebollizione. Successivamente, spegni il fuoco e procedi a mettere in infusione una o due bustine di tè, a seconda del volume d'acqua, per creare un infuso.

Si suggerisce di adagiare il tè nella tazza, fino al raggiungimento della metà della stessa, per poi procedere con l'aggiunta del miele e mescolare delicatamente con un cucchiaino da caffè. A questo punto, si può completare la preparazione versando il succo di mezza arancia appena spremuto e rimescolando accuratamente.

Pelate e tagliate a cubetti la rimanente metà dell'arancia e trasferitela in una scodella, successivamente, aggiungete gli acini d'uva tagliati a metà, i cubetti di mezza mela e, infine, i mirtillo.

Successivamente, aggiungete il tè verde precedentemente raffreddato e procedete con la presentazione del piatto.

Tabbouleh Di Grano Saraceno Con Fragile

Ingredienti:

- Mezzo pomodoro
- ¼ tazza di datteri snocciolati
- 30 grammi di prezzemolo
- 1 cucchiaio di olio d'oliva
- 30 grammi di rucola
- 50 grammi di grano saraceno
- 80 grammi di avocado
- 20 grammi di cipolla rossa
- 1 cucchiaio di capperi
- 100 grammi di sedano sbucciato
- Succo di 1/2 limone
- 1 cucchiaio di curcuma in polvere

Procedimento:

Cucinate il grano saraceno con la curcuma, successivamente eliminate l'acqua di cottura e manteneteli in attesa fino a quando non si saranno raffreddati.

Successivamente, tritare finemente tutti gli altri ingredienti e frullarli con il grano saraceno raffreddato.

Si consiglia di tagliare le fragole e amalgamarle alla propria insalata, successivamente condire con olio extravergine di oliva e succo di limone fresco.

Adagiare infine l'intero piatto su un letto di rucola.

Caramelle Alla Menta Bianca E Near

Ingredienti

- ½ cucchiaino estratto menta piperita
- 2 cucchiai di cacao amaro in polvere
- 100 gr di burro di cocco
- 50 gr cocco grattugiato
- 3 cucchiai di olio di cocco

Preparazione

Unire e frullare: 50 grammi di cocco grattugiato, 100 grammi di burro di cocco fuso, 1 cucchiaio di olio di cocco e mezzo cucchiaino di estratto di menta piperita. Si consiglia di versare l'impasto all'interno degli stampi da muffin o bignè, senza riempirli completamente, fino alla metà della loro altezza. Si consiglia di porre il composto nel frigorifero per permettere la sua solidificazione per circa 15 minuti.

Contemporaneamente, amalgamare con cura due cucchiai di olio di cocco liquefatto e altrettanti di cacao amaro in polvere. Versare quindi la crema al cacao in ogni stampo e mettere in frigorifero fino a quando le bombe induriscono.

Si prega di rimuovere le conserve dal frigorifero e lasciarle riposare a temperatura ambiente per circa cinque minuti prima di procedere al servizio.

Le Ricette Basate Sul Cheto

- **1 cucchiaino: pari a circa 2 ml**
- 1 tazza: sono circa 100 ml
- **1 cucchiaio: pari a circa 6 ml**

Ottimo, adesso che avete acquisito tutte le informazioni essenziali, la motivazione appropriata e le opzioni adeguate al regime chetogenico, possiamo avviare la fase di preparazione culinaria. Per gli appassionati di cucina, queste ricette si riveleranno sia una sfida che una scoperta. Si potrà osservare come il processo di sostituzione dei carboidrati possa risultare intrattenente e risvegliare l'estro creativo. Anche coloro che non amano preparare il cibo possono sfidarsi in un'attività salutare e scoprire che impegnarsi in compiti culinari può essere un'esperienza appagante e arricchente.

Nelle ricette che seguono, oltre a presentare gli ingredienti e le modalità di preparazione dei piatti, forniamo anche informazioni sui valori calorici e nutrizionali, consentendovi di mantenere il rispetto delle percentuali da noi indicate. Tali valori, ovviamente, sono indicativi e possono essere leggermente diversi in base al prodotto che acquistate: leggete sempre le etichette! Scegliete quelle che più vi piacciono e datevi da fare prima di assaporare le vostre creazioni chetogeniche. Vi suggeriamo di proporre tali piatti anche ai vostri familiari ed amici.

La Colazione Chetogenica

Per numerosi individui, il pasto matutino viene elevato al rango di importanza più elevato all'interno del regime giornaliero alimentare, poiché provvede la vitalità essenziale per condurre le attività lavorative e quotidiane. In aggiunta, vi sono individui che prediligono una colazione salata rispetto a quella dolce, mentre altri non riescono a partire senza una tazza di caffè accoppiata a pochi biscotti. Ciò che risulta di fondamentale importanza è l'evitare di omettere questo pasto, salvo nel caso in cui si stia seguendo un periodo di digiuno, circostanza per la quale è opportuno fare attenzione. Omettere l'assunzione della colazione genera una diminuzione dei livelli energetici e una sensazione di affaticamento durante le prime ore del mattino, determinando una minore efficienza nelle attività svolte e producendo una sensazione di fame incontrollabile nel corso della mattinata.

In tal modo, ci si potrebbe eccessivamente saziare a pranzo senza ottenere alcun vantaggio, tuttavia, va sottolineato che la colazione potrebbe essere adeguatamente concepita in accordo allo stile chetogenico. Esplorate le possibilità culinarie offerte da queste entusiasmanti ricette!

Biscotti alle noci pecan

Al mattino, non c'è niente che dia più energia di una deliziosa tazza di caffè appena preparato abbinata a biscotti fatti in casa. È plausibile consumarli all'interno di una dieta caratterizzata da una limitazione significativa di carboidrati? Indubbiamente! Si consiglia di utilizzare le noci di pecan. Comincerete la vostra giornata nel modo più soddisfacente, senza nemmeno accorgervi di essere impegnati nella dieta chetogenica...E riguardo all'assunzione di carboidrati? Un vecchio ricordo.

Gli ingredienti per 20 biscotti

- 1 uovo
- 1 quarto di tazza di dolcificante
- Mezzo cucchiaio di bicarbonato di sodio
- 2 tazze di noci pecan tritate
- 10 noci pecan a metà (20 pezzi in tutto)
- 1 cucchiaio di burro

Tempo di preparazione: circa 25 minuti

1) Scaldate il forno fino a portarlo a 180 gradi C°.

2) Mescolate gli ingredienti in una terrina, lasciando da parte le noci pecan a metà: vi serviranno in seguito.

3) Preparate 20 palline di impasto. Posizionatele sulla carta forno e schiacciatele leggermente con il pollice.

4) Mettete mezza noce pecan su ogni pallina schiacciata preparata in precedenza.

5) Cucinate in forno per circa 12 minuti

Valori nutrizionali:

calorie 100 circa; carboidrati 0,6 g; grassi 10 g, proteine 1,5 g.

Rosemary Toasted Walnuts

Ingredients:

- ¼ cup olive oil
- ½ teaspoon salt
- 1 teaspoon pepper
- 2 cups raw walnuts
- 2 tablespoons fresh rosemary, finely chopped

Directions:

Prima di iniziare la cottura si consiglia di preriscaldare il forno ad una temperatura di 180°C. Metti un foglio di carta da forno sulla teglia.

In una terrina, unire olio d'oliva, rosmarino, un pizzico di sale e pepe nero macinato fresco.

Incorporare le noci e ricoprirle accuratamente con la miscela di olio d'oliva.

Metti le noci nel forno e cuocile per circa 10-15 minuti, assicurandoti di girarle ogni 4-5 minuti finché le noci non raggiungono un colore marrone dorato desiderabile. Che tu possa trarre piacere da questa esperienza.